Heilung für dein Inneres Kind

Die fünf wichtigsten Schritte für innere Heilung

Thearpie Handbuch

Auflage 2019 Februar
ISBN-13: 9781797928555

Email: dwerner@buch-autoren.de
Impressum:

D.Werner

c/o Autoren.Services

Zerrespfad 9

53332 Bornheim
Gestaltung: Martin M. Photography
Bilder:Pixabey.com Photography

D. Werner

Heilung für dein Inneres Kind

Die fünf wichtigsten Schritte für innere Heilung

Thearpie Handbuch

Inhaltsverzeichnis

Einleitung

Liebe Leserin, werter Leser!

Ich freue mich sehr, dass du dich entschieden hast, dieses Buch zu kaufen. Es wird dich dabei unterstützen, dein inneres Kind zu heilen. Ein gesundes inneres Kind kann dir Lebensfreude und Kraft geben. Es ist in jeder Situation und zu jeder Zeit bei dir. Das innere Kind passt auf dich auf.

Sein Anliegen ist, dass du glücklich bist und dich großartig fühlst. Du wirst in den folgenden Kapiteln viel über dein inneres Kind erfahren. Vergiss dabei nie, dass dein inneres Kind vor allem eines garantieren kann: Überraschungen. Es ist nicht vorbelastet und weit weg von aller Langeweile. Das innere Kind sprüht nur so vor Ideen und bereichert dein Leben.

Wenn dein Alltag manchmal grau ist, dann kann dein inneres Kind dir dabei helfen, ihn bunt zu machen. Fühlst du dich manchmal müde und erschöpft, ist dein inneres Kind deine Motivation. Wenn dich Selbstzweifel plagen, macht dein inneres Kind dir Mut und zeigt dir alle deine Stärken. Das geht aber nur, wenn dein inneres Kind gesund ist. Ein verletztes inneres Kind traut sich kaum heraus und wird dir nicht helfen können.

Wie wird ein inneres Kind verletzt?

Viele fragen sich nach dem Zustand ihres inneren Kindes. Dabei ist der Zugang nicht immer leicht. Das innere Kind wurde vielleicht schon sehr früh verletzt. Wenn Kinder nicht die notwendige Anerkennung spüren oder gar mit Gewalt oder mit Strafe aufwachsen, verlieren sie die Unbekümmertheit, um sich zu entwickeln. Dann ist eine Verletzung des inneren Kindes vorprogrammiert.

Aussagen wie: „Werde du erst einmal groß, bevor du mitreden willst“, oder „Lass mich das machen, du kannst das sowieso nicht“ sind klassische Beispiele für Verletzungen, mit denen das innere Kind sich lange Jahre quälen muss.

Schmerzliche Erfahrungen, die ein Mensch nicht verarbeiten kann, werden verdrängt. Doch damit sind sie nicht verschwunden. Sie bleiben tief in der Seele sitzen und behindern die freie Entfaltung. Das innere Kind sammelt Verletzungen, um dich zu schützen. Diese Verletzungen nehmen der Seele irgendwann die Sonne. Die dunklen Stellen machen sich im Leben des Erwachsenen als Mutlosigkeit, Antriebslosigkeit oder fehlendes Selbstvertrauen bemerkbar.

Irgendwann werden die Schatten zu dunkel

Ein paar Jahre geht alles gut. Man ist endlich erwachsen und will alles besser machen als die eigenen Eltern. Die erste Liebe, der erste Job, die erste eigene Wohnung sind gute Ablenkungen von den Verletzungen in der Seele. Burnout und Depressionen können auftauchen.

Erst geht es ganz langsam los. Hin und wieder ein Glas zu viel, Suchtmittel die als Genussmittel getarnt werden und kleinere Schlafstörungen sind erste Anzeichen dafür, dass etwas nicht stimmt. Wenn es in der Liebe kriselt und der Alltag die gesamte Energie zu fordern scheint, kommen die meisten Menschen ins Grübeln.

Dann werden Job und Partner gewechselt, vielleicht wird ein Haus gebaut. Auch ein neues Auto oder teure Reise versprechen auf den ersten Blick eine Besserung. Doch so einfach ist es nicht.

Das Übel liegt ganz tief unten in der Seele. Das innere Kind, der verletzte Anteil, den du seit deiner Kindheit mit dir herumschleppst, meldet sich immer deutlicher. Spätestens zur Lebensmitte, wenn Kinder aus dem Haus gehen und die eigenen Eltern alt werden, entsteht die Frage: „War das jetzt alles?“ Nein, es war noch nicht alles, aber es geht erst weiter, wenn die tiefen Verletzungen und Schmerzen aus der eigenen Kindheit geheilt sind.

Jetzt steht auf dem Plan, sich sich selbst zuzuwenden und mit den Verletzungen aus der Vergangenheit aufzuräumen.

Du und dein inneres Kind seid ein Team

Das innere Kind ist ein Teil von dir. Es lebt in deiner Seele und seine Stimmung ist auch deine Stimmung.

Wenn du traurig bist, liegt es auch daran, dass dem inneren Kind das Lachen vergangen ist. Bist du dagegen fröhlich, tanzt das innere Kind wahrscheinlich gerade vor Freude auf den Händen. Ist dein inneres Kind verletzt, wird dir immer etwas fehlen.

Du wirst bemerken, dass etwas mit dir nicht ganz in Ordnung ist. Ist dein inneres Kind dagegen heil und gesund, kann dich so schnell nichts erschüttern.

Es lohnt sich also sehr, das innere Kind zu heilen und ihm Aufmerksamkeit zu schenken. Dein inneres Kind wird sich mit größter Wahrscheinlichkeit einsam fühlen. Kinder brauchen Bezugspersonen. Diese Bezugsperson musst du selbst sein.

Stell dir vor, in deiner Seele leben dein inneres Kind und ein innerer Erwachsener zusammen. So wie Mutter und Tochter oder Vater und Sohn sollen sie ein untrennbares Team bilden. Leider wird der innere Erwachsene immer wieder abgelenkt. Konsum, Kommerz, Stress, Süchte und der Alltag binden die Aufmerksamkeit, die dem inneren Kind zukommen sollte. Erst, wenn du deinen inneren Erwachsenen dazu bringen kannst, das innere Kind anzunehmen und sich darum zu kümmern, kann dein inneres Kind Heilung erfahren.

Dein innerer Erwachsener wird dir sehr ähnlich sein. Deshalb braucht das innere Team einige Veränderungen in deinem Leben, damit es harmonisch wirken kann.

Pflege dein inneres Kind, weil du dich liebst

Zur Eigenliebe gehört nicht nur die tägliche Körperpflege und regelmäßig Urlaub. Auch die Pflege deiner Seele ist ein Ausdruck der Liebe zu dir selbst. Mach dich deshalb an die Arbeit und gib deinem inneren Kind Zuwendung und Zeit. Alles, was dein inneres Kind von dir bekommt, kommt am Ende dir zugute.

Entwickle deinen inneren Erwachsenen zu einem liebevollen und vertrauenswürdigen Elternteil, damit dein inneres Kind nicht mehr einsam und verletzt leben muss. Eigenliebe hat etwas damit zu tun, alle Seelenanteile zu berücksichtigen. Du solltest nicht nur deine Rollen gewissenhaft leben.

Auch Erwachsene sind mehr als Arbeitnehmer, Eltern, Freunde oder Verbraucher. Sie sind in erster Linie Menschen, die Freude an sich und dem eigenen Leben haben. Dich selbst zu lieben bedeutet, dir deine Lebensfreude zu bewahren und ganz du zu sein. Zu dir gehören dein inneres Kind und deine Wünsche, Sehnsüchte und Träume viel mehr als dein Auto, deine Möbel und dein Job.

In diesem Sinne wünsche ich dir und deinem inneren Kind viel Freude mit diesem Buch.

Teil I Wie das innere Kind sich entfalten kann, um gesund zu werden

Das innere Kind braucht vor allem Raum, um sich zu entfalten. Damit ist nicht, wie bei einem leiblichen Kind, ein Kinderzimmer gemeint. Der Raum, den das innere Kind benötigt, besteht aus Zeit und Achtsamkeit. Es ist die Aufmerksamkeit, die das innere Kind wachsen und gedeihen lässt.

Wenn dein inneres Kind verletzt ist, braucht es zusätzliche Unterstützung, um seine Wunden heilen zu lassen. Stell dir dein inneres Kind vor. Wie sieht es aus?

Es ist wahrscheinlich etwa im Kindergartenalter. In diesem Alter erlebt das Kind Verletzungen, die den Erwachsenen nicht bewusst sind.

Es wird kritisiert, übergangen oder gar ausgelacht. Kinder sind sehr sensibel. Sie nehmen die Verletzungen wahr und können sie nicht verarbeiten. Zum Schutz vor dem Schmerz deckt die Seele eine Decke darüber. Das ist notwendig, denn das Kind würde sonst in seiner Entwicklung behindert. Wenn dieser Schutzmechanismus nicht vollständig funktioniert, zeigt das Kind auffällige Verhaltensweisen wie Bettnässen, Stottern, Schwindeln und so weiter.

Leider erkennen die Erwachsenen diese Verhaltensweisen nicht als Hilferufe. Sie sind eher verärgert darüber, dass das Kind Schwierigkeiten bereitet. Der Bettnässer wird ausgeschimpft, das stotternde Kind angeschrien und der Schwindler wird bestraft. Kaum ein Elternteil fragt nach den Ursachen für das vermeintliche Fehlverhalten.

So entsteht eine Spirale aus Verletzungen, Kummer, Hilferufen und erneuten Verletzungen. Eltern merken manchmal nichts davon. Sie halten das Kind für verstockt, schwierig oder einfach frech. Hinter jedem auffälligen Verhalten steckt eine Hilflosigkeit. Das Kind ist überfordert und hat die Orientierung verloren. Wenn das Kind dann erwachsen ist, scheint der alte Schmerz vergessen. Das Leben geht weiter, die Kindheit ist vorbei. Doch die Verletzungen bleiben.

Sie zeigen sich beim Erwachsenen noch. Er muss nur hinschauen. Verlustängste, Angst vor Versagen oder Minderwertigkeitsgefühle sind einige der möglichen Folgen eines verletzten Kindes. Sie liegen tief in der Seele vergraben und halten das innere Kind in einer dunklen Ecke gefangen.

Wenn das innere Kind frei und gesund ist, überträgt sich seine Energie auf den Erwachsenen. Er wird mutiger, freier und selbstbewusster. Es braucht ein Heilmittel, um das innere Kind wieder aus der Reserve zu locken und zu befreien und zu heilen. Je früher du damit beginnst, dein inneres Kind zu heilen, umso besser ist es für dich.

Das Heilmittel für dein inneres Kind kannst du selbst herstellen.

Um dein inneres Kind zu heilen, brauchst du ein ganz spezielles Rezept aus fünf verschiedenen Zutaten. Diese Zutaten sind:

- Vertrauen
- Schaffenskraft
- Liebe
- Kommunikation
- Zeit

Aus diesen fünf einzelnen Bestandteilen kannst du einen Heiltrank herstellen, den dein inneres Kind dazu nutzt, sich langsam und nachhaltig zu erholen. Bleibe am Ball.

Es braucht Zeit, das Heilmittel zusammenzustellen. Nähre dein inneres Kind Tag für Tag mit diesen Zutaten und du wirst erleben, wie es ihm und auch dir mit jedem Tag besser und besser geht.

Deine alte Kraft kommt zurück, du wirst Freude daran haben, dein Leben zu gestalten und deine Zufriedenheit wächst. Du entdeckst eine unbeschwerte Seite an dir, die du schon lange nicht mehr erlebt hast. Dein Lebensmut wächst und du wirst unabhängiger von der Meinung anderer. Dein Selbstbewusstsein steigt, weil du dir mehr zutrauen kannst. Und du gewinnst die Fähigkeit zu träumen zurück.

Vertrauen

Vertrauen ist die erste Zutat, die deinem inneren Kind die Sicherheit gibt, sich von seinen Verletzungen zu erholen. Im Wort „Vertrauen“ steckt „trauen“, also mutig sein, etwas wagen.

Es erfordert sehr viel Mut, sich den eigenen Verletzungen zu stellen. Das innere Kind braucht die Gewissheit, dass Schmerz und Kummer erlaubt sind. Es muss darauf vertrauen können, dass ihm geholfen wird.

Stell dir vor, dein inneres Kind sei ein reales menschliches Kind von etwa vier Jahren. Es ist auf der Straße gestolpert und gefallen. Das Knie ist leicht aufgescheuert, ein bisschen Blut ist sichtbar. Selbstverständlich weint es. Nun kann es verschiedene Reaktionen erleben. Die erste Reaktion ist die, die leider viele Erwachsene zeigen: „Stell dich doch nicht so an, so schlimm ist es nicht.“

Die zweite Reaktion ist in der aktuellen Zeit leider immer häufiger zu beobachten. Das Kind wird ignoriert, denn die Erwachsenen sind mit ihrem Smartphone befasst. Die dritte Reaktion ist leider nicht die Regel. „Wie schade, du bist traurig, komm, ich tröste dich.“ Wenn du dein inneres Kind heilen willst, dann kommt nur die dritte Möglichkeit in Betracht. Führe die folgende Übung durch, um deinem inneren Kind zu zeigen, dass es dir vertrauen kann.

Übung:

Nimm dir etwa eine Stunde Zeit, in der dich niemand stören wird. Mach es dir gemütlich.

Dann lege Papier und Stift bereit und schreibe in die Mitte eines Blattes „Schmerz“.

Schließe kurz die Augen und genieße ein paar tiefe Atemzüge.

Schreibe nun alles auf, was dein inneres Kind zum Thema „Schmerz“ sagen würde. Es gibt nichts, was nicht wichtig genug ist. Enttäuschungen, traurige Erlebnisse und Verletzungen werden so für dich sichtbar und du hast eine Übersicht darüber, welche verletzten Stellen dein inneres Kind dir zeigen will.

Erst, wenn dein inneres Kind dir vertrauen kann, ist es bereit, mit dir in einen Kontakt zu treten. Es kann sich nicht öffnen, wenn du einer dieser ignoranten und gleichgültigen Erwachsenen bist. Es ist ein Kind und zeigt dir die kindlichen Prioritäten. Diese Prioritäten sind Heilung, Freude und Glück. Um mit deinem inneren Kind eine gemeinsame Harmonie zu finden, wirst du deine Prioritäten verändern müssen.

Um welche Verletzung handelt es sich? Welchen Schmerz möchtest Du zuerst gemeinsam mit dem inneren Kind heilen? Die folgenden Möglichkeiten sind sehr wahrscheinlich.

- Dein inneres Kind traut sich nicht, zu sagen, was es denkt.

- Dein inneres Kind wagt nicht, seine Bedürfnisse zu äußern.
- Dein inneres Kind traut sich nicht zu, erfolgreich zu sein.
- Dein inneres Kind hat nicht den Mut, „Nein“ zu sagen.
- Dein inneres Kind fürchtet sich davor, Grenzen zu setzen.

Betrachten wir nun eine Verletzung nach der anderen und denken über die passende Maßnahme zur Heilung nach.

Dein inneres Kind traut sich nicht, zu sagen, was es denkt.

Deinem inneren Kind wurde vielleicht viel zu oft der Mund verboten. Irgendwann hat es nichts mehr gesagt, weil es nicht mehr gehört wurde. Manche Gedanken durfte das innere Kind vielleicht nicht aussprechen, weil sie zu viel Wahrheit enthielten.

Ein altes Sprichwort sagt: Wer die Wahrheit sagt, braucht ein schnelles Pferd. Kindern ist egal, ob ein Erwachsener etwas hören will oder nicht. Sie wollen mitteilen, was sie wahrnehmen und denken. Sich offen und frei zu äußern ist ein wichtiges Bedürfnis. Den Mund verboten zu bekommen, löst einen starken Schmerz aus.

Um diesen Schmerz zu lindern, eignet sich ein Tagebuch. Gib deinem inneren Kind jeden Tag die Möglichkeit, sich zu äußern. So gewöhnt es sich langsam daran, dass es wahrgenommen wird. Schreibe am besten morgens in das Tagebuch und frag dein inneres Kind, was es vom Tag erwartet und was es unter Umständen befürchtet.

Dein inneres Kind wagt nicht, seine Bedürfnisse zu äußern.

Es gibt Erwachsene, die mit dem Bewusstsein aufgewachsen sind, dass Kinder nichts zu wollen haben.

Sie durften dankbar sein, wenn die Erwachsenen ihnen etwas gaben und mussten nehmen, was ihnen angeboten wurde.

Leider werden Kinder zur Anspruchslosigkeit erzogen. Dabei sind die eigenen Bedürfnisse sehr wichtig. Sie drücken oft genau das aus, was gerade in der Entwicklung ansteht.

Bedürfnisse müssen nicht verstanden werden. Es reicht vollkommen, wenn Bedürfnisse akzeptiert werden. Du musst nichts erklären und auch keine Argumente finden, um ein Bedürfnis zu äußern. Eine sehr wirksame Übung gegen diese Art von Verletzung ist, Wunschzettel zu schreiben.

Nimm dir in jedem Monat immer direkt zu Beginn eine oder zwei Stunden Zeit. Mach dir einen Kräutertee, zünde eine Kerze an und leg hübsches Schreibzeug bereit. Dann schreibe einen Wunschzettel, auf dem alles notiert ist, was du dir in den nächsten vier Wochen wünschst.

Das Leben ist viel zu sehr von „Ich muss“ geprägt und viel zu wenig vom „Ich will“. Deine Wunschliste sollte auch einige Punkte beinhalten, die vielleicht selbst dir komisch vorkommen. Wünsche sind nicht logisch. Das innere Kind wünscht sich Kleinigkeiten, die nicht für Geld zu bekommen sind. Erstelle eine gemeinsame Liste und arbeite jeden Monat daran, die aktuelle Wunschliste zu erfüllen.

Dein inneres Kind traut sich nicht zu, erfolgreich zu sein.

Angst vor Erfolg geht fast immer auf ein verletztes inneres Kind zurück. Seine eigene Leistung stolz zu präsentieren haben sich viele Erwachsene in der Kindheit bereits abgewöhnt. Nur wenige Menschen haben bei ihren Eltern die Anerkennung gefunden, die sie so dringend brauchen, um zu wachsen.

Es ist Mut erforderlich, sich seine eigenen Erfolge zu gönnen. Nicht umsonst gibt es das Wort „An Erfolg gewöhnt sein“. Oft ist das innere Kind viel mehr an Misserfolge gewöhnt.

In einem solchen Fall entsteht eine Form der Angst vor Erfolg. Wenn deinem inneren Kind der Mut zum Erfolg fehlt, kannst du ihm helfen, diese Wunde heilen zu lassen, indem du Eigenlob praktizierst. Ja, du hast ganz richtig gelesen. Lobe dich für alles, was dir gelungen ist.

Schreibe dir jeden Abend einen Satz in dein Tagebuch, der mit den folgenden Worten anfängt: „Heute bin ich stolz auf mich, denn ich...“. So machst du dir und deinem inneren Kind Erfolge bewusst. Du spürst, wie viel Erfolg du bereits hast und verlierst die Angst vor weiteren Erfolgen.

Dein inneres Kind hat nicht den Mut, „Nein“ zu sagen.

Die meisten von uns wachsen mit der Vorstellung auf, dass das „Ja-Sagen“ zum guten Ton gehört. Gerade Kinder spüren die Erwartung, nichts ablehnen zu dürfen und niemandem eine Bitte abzuschlagen.

Kinder sollen brav und folgsam sein. Das nehmen sie als Bedingung wahr, die sie erfüllen müssen, um geliebt zu werden. Diese Bedingung ist hart. Jeder Mensch will geliebt werden, weil er er selbst ist. Niemand will sich Liebe verdienen.

Wenn ein Kind lernt, immer etwas leisten zu müssen, um geliebt zu werden, wird es tief in seinem Selbstwert verletzt. Es traut sich nicht, eine Leistung oder einen Gefallen abzulehnen. Es fürchtet den Liebesverlust. Das kann der Grund dafür sein, dass du als Erwachsener kaum jemandem eine Bitte abschlagen kannst. So kommen deine eigenen Bedürfnisse zu kurz.

Verändere dieses Muster und gib deinem inneren Kind die Gewissheit, bedingungslos geliebt zu werden. Dafür brauchst du Durchsetzungskraft und deine eigenen Visionen. Nimm dich in Zukunft ernster als bisher.

Schreibe die folgende Affirmation auf ein Blatt Papier und bringe sie gut sichtbar in deiner Wohnung an. Dein Blick sollte mindestens dreimal täglich darauf fallen.

„Ich bin zuerst dafür verantwortlich, meine eigenen Angelegenheiten zu regeln.“

Deinem inneren Kind erwächst daraus das Vertrauen, das es auch ohne Leistung und Gefälligkeiten liebenswert und wichtig ist.

Dein inneres Kind fürchtet sich davor, Grenzen zu setzen.

Grenzen zu setzen fällt sehr vielen Menschen schwer. Das hat einen ähnlichen Grund wie die Probleme beim „Nein-Sagen“. Hier geht es darum, niemanden verärgern zu wollen. Selbstbewusstes Setzen von Grenzen könnte dazu führen, dass du dich unbeliebt machst.

Dein inneres Kind zittert wahrscheinlich wie Espenlaub in deinem Innern, wenn du eine Grenze aufzeigen willst. Nimm es in den Arm und beruhige es. Du wirst das schon schaffen. Formuliere deine Grenze klar, direkt und freundlich. Der Konflikt, den du fürchtest, kann vermieden werden, indem du keine Erklärungen abgibst. Bleibe bei deiner Aussage, wiederhole sie notfalls. Lass dich nicht auf Diskussionen ein. So sieht dein inneres Kind, dass du bereit bist, euch beiden Schutz zu bieten. Das ist ein guter Schritt in Richtung Vertrauen.

Was die Zutat „Vertrauen“ im Heiltrank für dein inneres Kind bewirken kann

Die erste Zutat für die Heilung des inneren Kindes ist Vertrauen. Die verschiedenen Fähigkeiten, für die Vertrauen so wichtig ist, sind oben dargestellt worden. Dabei geht es vordergründig um Selbstvertrauen. Fassen wir noch einmal zusammen, warum du dein inneres Kind nicht enttäuschen solltest.

Wenn das innere Kind sich selbst vertraut, zeigt sich das in den folgenden Fähigkeiten, die auf dich übergehen:

- Du traust dich, deine Gedanken zu äußern.
- Du kannst deine Bedürfnisse äußern.
- Du traust dir Erfolge zu.
- Du kannst „nein“ sagen.
- Du bist in der Lage, Grenzen zu setzen.

Wenn das innere Kind sich selbst vertraut und du damit Selbstvertrauen aufbauen kannst, kommt als nächster Schritt das Vertrauen in andere Menschen. Dieser Schritt ist recht groß.

Je schlechter die Erfahrungen sind, die du in deiner Kindheit mit Vertrauen gemacht hast, umso größer ist die Verletzung deines inneren Kindes. Wer vertraut, wird auch erleben, dass er enttäuscht wird. Vertrauen ist leider nicht immer gegenseitig und niemand kann eine

Garantie geben, dass er sich den richtigen Menschen für sein Vertrauen ausgesucht hat.

Trotzdem macht das Leben keine Freude, wenn es nur durch Misstrauen und Ängste geprägt ist. Es gibt keinen Weg, dich und das innere Kind vor neuen Verletzungen zu schützen. Die einzige Möglichkeit ist, zu lernen, wie die Verletzungen geheilt werden können. Dafür brauchst du Selbstvertrauen.

Wenn Verletzungen wie sie oben beschrieben sind, wieder auftauchen, dann helfen sie Maßnahmen, die dort beschrieben wurden. Als Vorbeugung kannst du die verschiedenen Schritte, um das innere Kind zu heilen, aber einfach in deinen Alltag integrieren. Damit erwirbst du einen Schutz gegen neue Angriffe und Verletzungen.

Zusammenfassung dieses Kapitels

In diesem Kapitel konntest du erkennen, dass es viele negative Folgen haben kann, wenn das Vertrauen deines inneren Kindes nicht gesund ausgeprägt ist. Um das Vertrauen aufzubauen, braucht es Zeit und Geduld. Mutig zu sein und in der Umgebung zu sich selbst zu stehen ist eine wichtige Fähigkeit. Dabei ist wichtig, dass es keine Garantie gegen Verletzungen gibt. Aus diesem Grund sollten Heilmittel gegen ein gestörtes Vertrauen immer in greifbarer Nähe sein.

Schaffenskraft

Wenn ihr nicht werdet, wie die Kinder.... Der Religionsstifter Jesus von Nazareth hat den Erwachsenen in seiner Umgebung eine richtige Gardinenpredigt zum Thema Kindlichkeit gehalten.

Er wusste evtl. noch nichts vom inneren Kind, trotzdem sprach er sehr wahre Worte. Er verwies darauf, dass Kinder unbedarfter und spontaner sind als Erwachsene. Und er lobte diese kindlichen Eigenschaften. Für Jesus von Nazareth waren sie die Grundbedingungen für Glück. Denn wer nicht wird wie ein Kind, so seine Botschaft, wird niemals den Himmel sehen können.

Kinder zeichnen sich dadurch aus, dass sie etwas machen. Sie sind aktiv, bis die Erwachsenen ihnen beigebracht haben, dass Aktivität unerwünscht ist. Immer haben sie etwas zu bauen, basteln, kleben oder malen. Gesunde Kinder sind Schöpfer. Die zweite Zutat für das Heilmittel für ein gesundes und starkes inneres Kind ist die Schaffenskraft.

Lebensfreude bedeutet auch, seine eigene Welt zu gestalten

Wie sang Pipi Langstrumpf einst? „Ich mach mir die Welt, wie sie mir gefällt." Die Welt für sich selbst neu erschaffen kann nur ein inneres Kind, dem es gut geht. Die Freude, etwas zu gestalten, nimmt in unserer digitalen Zeit ab. Die modernen Medien schädigen das innere Kind. Sie rauben ihm die Zeit, sich selbst auszuprobieren. Sie stehen der Bewegung im Weg.

Oft lamentieren Erwachsene darüber, dass früher viel mehr in der freien Natur gespielt wurde. Ja, unsere Eltern und Großeltern, sogar wir selbst kennen noch Spiele im Wald und auf den Wiesen. Doch genau diese Erwachsenen sind es, die ihren Kindern Videospiele und Smartphones schenken. Die Fehler werden von den Erwachsenen begangen, nicht von den Kindern.

Beschütze dein inneres Kind vor dem Verlust der Kindheit

Tu deinem inneren Kind das nicht an. Schränke dein inneres Kind nicht in seiner Kreativität ein. Kennst du einen der folgenden Sätze aus deiner Kindheit?

- Lass mich das machen, ich kann das schneller?

- Mach bloß nicht alles schmutzig.
- Mach dich nicht so schmutzig, ich habe schon genug Wäsche.
- Warum hast du denn wieder so eine Unordnung gemacht?

Diese Sätze klingen zuerst harmlos. Aber die schränken die Kreativität ein. Erlaube deinem inneren Kind zu werken, zu kleben und zu schmieren. Entdecke mit ihm gemeinsam die Freude daran, etwas entstehen zu lassen. So könnt ihr gemeinsam umsetzen, was in euch steckt.

Die zweite Zutat für das Heilmittel, das dein inneres Kind benötigt, heißt Schaffenskraft. Besorge dir in einem Hobbygeschäft Materialien zum Malen, Kneten oder was auch immer dich interessiert. Nimm dir einmal in der Woche etwa zwei Stunden Zeit, um kreativ zu werden. Folge dabei mehr deinen inneren Impulsen und der Stimme deines inneren Kindes als einer Anleitung.

Wenn du deinem inneren Kind noch mehr Freiräume schenken willst, dann lass dich auf Sinnlosigkeit ein. Die folgende Übung ist ein Beispiel für extremes Spielen. Deinem inneren Kind wird sie sehr gelegen kommen. Nur wenige Menschen sind in der Lage, diese Übung schon beim ersten Mal durchzuführen. Das ist wie mit einer Meditation. Man muss es üben. Also los, die folgende Anleitung kann dir dabei helfen, deinen ersten Versuch zu starten.

Sinnloses Spiel:

Mitspieler: Dein inneres Kind und du

Zeitbedarf: je nach Wunsch mindestens zwei Stunden oder länger

Spielmaterial: nichts

Zieht euch an, es geht raus an die frische Luft. Wenn du vor deinem Haus stehst, lässt du dich von deinem inneren Kind in eine Richtung lenken. Es spielt keine Rolle, ob ihr im Park landet oder in der Stadt. Ihr dürft öffentliche Verkehrsmittel benutzen, Geschäfte betreten und auch einfach nur herumlaufen. Mehr ist nicht geordert, doch das ist schwer. Eure Aufgabe ist, die Zeit ohne Ziel und Zweck zu verbringen.

Zusammenfassung dieses Kapitels

Kreativität ist eine Grundvoraussetzung, wenn das innere Kind glücklich sein soll. Erlaube dir und deinem inneren Kind, die eigene Schaffenskraft auszuleben. Es muss nicht sinnvoll sein. Wenn dein inneres Kind etwas kreiert, solltest du mit Anerkennung nicht sparen.

Liebe

Wunderst du dich, dass Liebe erst als dritte Zutat zur Heilung für das innere Kind genannt wird? Ist Liebe nicht immer an der ersten Stelle zu sehen? Auf der einen Seite ist diese Frage verständlich. Liebe ist der wichtigste Wert. Auf der anderen Seite dürfen wir nicht vergessen, dass Liebe ohne Vertrauen und ohne Kreativität kaum eine Wirkung hat. **Wer geliebt wird, muss auch darauf vertrauen können.**

Liebe ist der Motor für Schaffensfreude und die Lust daran, sein Leben zu gestalten. Aus diesem Grund steht die Liebe in dieser Zutatenliste für das Heilmittel gegen die Verletzungen des inneren Kindes an dritter Stelle. Was genau ist Liebe? Um diese Zutat anwenden zu können, werden wir sie ein wenig näher betrachten.

Wenn du 100 Menschen fragst, was Liebe ist, wirst du wahrscheinlich 101 verschiedene Antworten erhalten. Die Liebe, die dein inneres Kind braucht, wird in all diesen Antworten ein wenig beschrieben sein, denn Liebe hat viele Facetten.

Was Liebe auf jeden Fall nicht ist, werden die meisten Menschen ähnlichsehen, nämlich:

- Ignoranz
- Gleichgültigkeit
- Schmerz
- Bedingung

- Belohnung

Anhand dieser Liste der negativen Aspekte lässt sich eine kleine Erklärung der Liebe aufstellen.

Liebe ist demnach Wahrnehmung, Achtsamkeit und bedingungslose Wertschätzung.

Für dich und dein inneres Kind bedeutet das, dass du das innere Kind annimmst, so wie es ist. Es ist vielleicht manchmal unzufrieden, anspruchsvoll und fordernd. Vielleicht ist es auch nörgelig, unkonzentriert und uneinsichtig. Das ist gut so. Diese Eigenschaften sind menschlich und gehören zu einem erfüllten Leben.

Wenn dein inneres Kind nicht so funktioniert, wie du es gern hättest, kannst du ihm dankbar sein. Es schützt dich davor, in einem Hamsterrad aus Pflicht und Anstand dein Leben zu vergeuden.

Dein inneres Kind zu lieben ist der gleiche Vorgang, wie dich selbst zu lieben. Gib dich dem Kind in dir und dir selbst jeden Tag hin und schenke euch Achtsamkeit und Wertschätzung. Diese Zutat kannst du am besten einbringen, wenn du noch einmal eine Affirmation nutzt. Morgens, mittags und abends solltest du dir eine oder zwei Minuten Zeit nehmen. Das geht sogar beim Zähneputzen. Hänge die folgende Affirmation in deinem Badezimmer auf:

Ich schenke mir und meiner Seele täglich Aufmerksamkeit und Wertschätzung.

<u>Zusammenfassung dieses Kapitels</u>

Liebe ist bedingungslos. Sie richtet sich an die Person, nicht an die Leistung, die sie erbringt. Erst, wenn du dein inneres Kind annehmen und wertschätzen kannst, kannst du diese Werte auch dir selbst entgegenbringen.

Kommunikation

Kommunikation ist kaum das richtige Wort für das, was zwischen dir und deinem inneren Kind geschehen sollte, damit es heil und kräftig werden und bleiben kann.

Schau dir noch einmal das Bild vom inneren Erwachsenen mit dem inneren Kind an. Schließe die Augen und betrachte die beiden mit deinem inneren Auge. Wie gehen sie miteinander um? Sieht der Erwachsene dem Kind in die Augen? Oder ist er mit anderen Dingen befasst? Ist das innere Kind gut gelaunt?

Herrscht zwischen den beiden eine Stimmung des Vertrauens und der Freude?

Manchmal hilft auch ein Blick in die Realität unserer Zeit. Ich sehe auf den Straßen kaum noch Kinder. Wenn jedoch Kinder zu sehen sind, dann werden sie von Erwachsenen an der Hand hinter sich her geschleift. Oder sie weinen bitterlich, während die Erwachsenen telefonieren oder Nachrichten in ihr Smartphone tippen. Wenn Kinder stehen bleiben, um einen Käfer oder einen Schmetterling zu beobachten, werden sie zur Eile ermahnt. Das sind schreckliche, tägliche und übliche Eindrücke. Kommunikation zwischen Eltern und Kindern ist kaum vorhanden.

Übung:

Nimm dir Zeit, einen inneren Dialog zu schreiben. Lass die beiden miteinander ins Gespräch kommen. Was wollte das innere Kind schon immer mitteilen? Lass deinen inneren Erwachsenen mit Liebe und Geduld antworten. Diese Übung ist eine der wichtigsten für die Heilung des inneren Kindes.

Einige Experten sind der Meinung, dass Kommunikation mehr als zwei Drittel einer Beziehung ausmachen. Verhalte dich so, wie sich gute Eltern verhalten sollten. Sprich mit deinem Kind, ohne den nächsten Termin im Kopf zu haben. Schalte das Telefon, den Fernseher und die Musik aus. Höre deinem Kind zu. Die folgenden Regeln gelten nicht nur in der Kommunikation zwischen realen Eltern und ihren Kindern, sondern auch für das innere Team aus innerem Erwachsenem und innerem Kind.

1. **Aktiv zuhören**

Wenn dein inneres Kind das Vertrauen aufbringt, etwas zu erzählen, sollte der innere Erwachsene nicht auf einen Monolog warten. Er stellt Zwischenfragen und bestärkt das Kind immer wieder, ins Detail zu gehen. So fühlt sich das Kind ermutigt. Es nimmt wahr, dass der Erwachsene Interesse an seinen Schilderungen hat. **Der innere Erwachsene sollte vor allem darauf achten, dass**

die Gefühle des Kindes einen großen Raum in der Unterhaltung einnehmen.

2. Gemeinsam an Lösungen arbeiten

Das innere Kind braucht keinen Erwachsenen, der immer sofort eine Lösung bereit hat. Es will am Lösungsprozess beteiligt werden. So kann es erkennen, dass es auch eigene Kompetenzen hat. Deshalb sollte bei einer Frage oder einem Problem das innere Kind ermutigt werden, über Lösungsvorschläge nachzudenken und diese mitzuteilen. Ablehnende Kritik wird der innere Erwachsene nicht äußern. Vielmehr setzt er eigene Impulse und hat ausreichend Geduld, bis das Kind die richtige Lösung gefunden hat. Er ist in der Kommunikation kein Helfer, sondern ein Partner.

3. Der innere Erwachsene ist authentisch

Wenn die Kommunikation zwischen Erwachsenen und Kindern gestört ist, liegt das oft daran, dass der Erwachsene dem Kind nicht glaubwürdig erscheint. Das ist vor allem dann der Fall, wenn Verhalten und Aussagen nicht übereinstimmen.

So kann eine Mutter mit einer Zigarette in der Hand ihre Kinder nicht vor dem Rauchen warnen. Ein Vater, der den ganzen Tag auf der Couch herumliegt, weil er ohne Arbeit ist, wird schwerlich dafür sorgen können, dass die

Kinder einen Sinn in ihren Hausaufgaben sehen. Erwachsene sind natürlich nicht perfekt und auch nicht fehlerfrei. Es ist wichtig, zu seinen Schwächen zu stehen. Wenn der innere Erwachsene nicht weiter weiß, darf er das zugeben. Wenn er abgelenkt ist, sollte er sich konzentrieren und entschuldigen. **Nur ein authentischer Erwachsener kann einem Kind Sicherheit vermitteln.**

4. In Kontakt bleiben

Der innere Erwachsene darf das Kind berühren. Durch Kontakt kann er zeigen, dass er sich mental ganz beim Kind befindet. Blickkontakt ist ebenfalls sehr wichtig. Selbstverständlich kommuniziert der innere Erwachsene auf Augenhöhe.

5. Ich-Botschaften sind der Schlüssel zur Bindung

Das innere Kind möchte den inneren Erwachsenen wahrnehmen und kennen. Nur so kann es Vertrauen entwickeln. Deshalb sollten Botschaften des inneren Erwachsenen immer in der „Ich-Form“ gesendet werden. So kann der innere Erwachsene seine Gefühle, Wünsche und Vorstellungen als Angebot an das innere Kind formulieren. Das innere Kind erkennt, dass es einen Menschen und keinen „Vorgesetzten“ vor sich hat. So wird es viel eher bereit sein, auch Verletzungen und Zweifel zum Thema zu machen.

6. Metakommunikation

Wenn die ersten Schritte zu einer guten Beziehung zwischen innerem Kind und innerem Erwachsenen gegangen sind, können sich die beiden auf die Meta-Ebene wagen. Hier gibt es die Gelegenheit, über die Gespräche zu sprechen. Das innere Kind kann seine Wünsche äußern und dem inneren Erwachsenen mitteilen, was besser laufen könnte.

7. In der Regelmäßigkeit liegt die Wirkung

Das innere Kind ist kein Spielzeug und kein Zeitvertreib. Deshalb sollten die Gespräche des inneren Teams regelmäßig stattfinden. So lernt das innere Kind, dem inneren Erwachsenen zu vertrauen. Es fühlt sich beachtet und erkennt, dass es eine Möglichkeit der Heilung gibt.

Der beste Weg zum inneren Kind sind Fragen

Wenn du dich daran gewöhnt hast, deinen inneren Erwachsenen mit dem inneren Kind kommunizieren zu lassen, kannst du selbst in den Kontakt zum Kind in deiner Seele gehen. Die beste Möglichkeit dafür ist das Fragen.

Stelle deinem inneren Kind die folgenden Fragen regelmäßig. Warte geduldig, bis dein Kind ausführlich geantwortet hat. Zeig ihm, dass es dir vertrauen kannst, indem du seine Wünsche respektierst und seine Aussagen ernst nimmst.

1. Wie fühlst du dich heute?
2. Wie geht es dir mit meiner Arbeit?
3. Wie stehst du zu meinen Freunden?
4. Wie gefällt dir, was wir beide miteinander erleben?

Du kannst dein inneres Kind auch zu Aspekten des täglichen Lebens befragen.

1. Was möchtest du heute essen?
2. Wie sollen wir heute den Feierabend verbringen?
3. An welchen Ort möchtest du im Urlaub reisen?
4. Welche Farbe ist deine Lieblingsfarbe?

5. Welche Musik magst du am liebsten?

So kommst du nicht nur dem inneren Kind, sondern auch dir selbst näher. Die Fragen, die du deinem inneren Kind stellst, sind auch wichtig, damit du dich selbst besser kennenlernst. In seinen Antworten wirst du vielleicht Hinweise auf Träume und Einstellungen finden, die du schon lange nicht mehr beachtet hast, weil du dich von dir selbst Schritt für Schritt entfernt hast.

Zusammenfassung dieses Kapitels

Eure Kommunikation ist das wichtigste Bindeglied zwischen euch beiden. Kommuniziere deshalb regelmäßig und konzentriert mit deinem inneren Kind. Versäume nicht, dein inneres Kind in deine alltäglichen Entscheidungen einzubeziehen.

Zeit

In der Ruhe liegt die Kraft. In kaum einer Hinsicht stimmt das so sehr, wie im Umgang mit dem inneren Kind.

Stell dir wieder das vierjährige Kind vor, das du einmal warst. Nichts versteht das Kind weniger als die ewige Zeitnot der Erwachsenen. Kinder wissen nichts von Stress und Deadline. Michael Ende hat in seinem Buch Momo dieses Thema aufgegriffen. Zeit ist der Stoff, aus dem Gesundheit und Glück gemacht sind.

Gibt deinem inneren Kind alle Zeit, die es sich wünscht. An dieser Stelle empfiehlt sich wieder eine Rückschau auf deine eigene Kindheit. Wie viel Zeit hatten deine Eltern für dich? Hattest du das Gefühl, dass sie sich Zeit für dich genommen haben, auch wenn sie ihre eigenen Aufgaben liegen lassen mussten?

Zeit ist der Stoff, aus dem jede Entwicklung gemacht wird. Nimm die Arbeit mit deinem inneren Kind nicht nur ernst, sondern genieße sie auch. Kümmere dich um dein inneres Kind so ausgiebig wie nur irgend möglich. Lass das innere Kind bestimmen, wann es fertig ist und dich nicht mehr braucht.

Du weißt manchmal nicht, wie du deinen Alltag bewältigen sollst und nun fordert auch noch dein inneres Kind Zuwendung?

Die meisten Menschen leiden unter akuter Zeitnot. Das liegt daran, dass sich viele Zeitfresser im Leben breit machen. Räume dein Leben auf, damit das innere Kind seinen Platz findet. Wenn du die ersten vier Zutaten aufbringen konntest, dann wird dir auch die fünfte Zutat, die Zeit, noch gelingen.

Die einzige Schwierigkeit, die sich dir in Weg stellt, sind die Erwartungen, die du und deine Umgebung an dich stellen. Hast du dir schon einmal vor Augen gehalten, was „man“ alles muss? Hemden bügeln, Kochen, Putzen, sich schminken, regelmäßig die Wohnung saugen, Geburtstagsanrufe tätigen, kitschige Videos auf dem Smartphone kommentieren und so vieles mehr. Scheibe dir eine Woche lang jeden Tag auf, was du getan hast. Nach der Woche überlegst du dir, was wirklich notwendig war und was du nur gemacht hast, weil es von dir erwartet wurde. Wahrscheinlich hast du jetzt bereits die ersten Aktionen gefunden, die du in Zukunft einfach weglassen kannst.

Hast du schon einmal deinen Kleiderschrank entrümpelt?

Vielleicht bist du schon einmal umgezogen und musstest einige Sachen wegwerfen, weil in der neuen Wohnung weniger Platz war. Wer die Mühen des Aufräumens und Loslassens kennt, der kennt auch das Problem, Zeit zu schaffen. Denk an ein Kind. Es vertrödelt und vergisst Gegenstände einfach. Da bleiben Handschuhe auf dem Spielplatz, Stofftiere in der Bahn und die Butterbrotdose im Kindergarten liegen. Das Kind ist unbekümmert. Ein Stück dieser Unbekümmertheit brauchst du, wenn du dein Zeitkonto klären willst.

Welche Zeitfresser du in deinem Leben hast, kannst du mit dem folgenden kleinen Test herausfinden.

Beantworte die folgenden Fragen mit *nie, manchmal, oft* oder *immer*.

1. Du hast täglich mehrmals mit WhatsApp Chats zu tun.
2. Du bist froh, wenn du bei deiner Lieblingsserie im Fernsehen abschalten kannst.
3. Wenn deine Wohnung nicht aufgeräumt ist, machst du dich sofort an die Arbeit.
4. Es macht dir viel Freude, anderen Menschen zu helfen und für sie da zu sein.
5. Wenn ein Freund dich braucht, lässt du alle stehen und liegen, um ihm zu helfen.
6. Du liest täglich mehrfach neue Mails.
7. Du gehst immer gleich ans Telefon, wenn es klingelt.
8. Im Job bist du hilfsbereit und bleibst auch schon mal länger.
9. Kollegen finden bei dir stets ein offenes Ohr.
10. Du spielst Computerspiele.

Testauswertung

Wenn du mehr als drei Fragen mit oft oder immer beantwortet hast, leidest du sicher unter Zeitnot. Schau dir die betreffenden Fragen genau an und finde eine Lösung, wie du die Zeitdiebe aus deinem Leben entfernen kannst.

Zeitdiebe können sich hartnäckig halten. Oft sind es Gewohnheiten, die wir kaum spüren. Wir merken nur, dass die Zeit schon wieder verflogen ist. Die folgenden Hinweise können dir helfen, Zeiträuber aus deinem Leben zu entfernen. Das ist nicht leicht. Du brauchst Konsequenz und Disziplin. Gewohnheiten kehren zurück, wenn du keine drastischen Gegenmaßnahmen ergreifst. Es ist wichtig, dass du deinen Gewohnheiten den Weg versperrst. Ein kleines Beispiel kann dir helfen.

Nehmen wir an, du verbringst viel Zeit damit, am Smartphone erreichbar zu sein. Du musst Mails und Nachrichten lesen und beantworten. Dein Griff geht immer wieder zu dem kleinen Gerät. Damit verlierst du viel Zeit. Nimm dir vor, zuhause dein Smartphone lautlos zu stellen. Such ihm einen Platz in der Wohnung, an dem es deponiert wird. Gönne dir mindestens zwei Stunden Pause zwischen den einzelnen Aktionen, die du durchführst. Nicht jede kleine Nachricht muss sofort beantwortet werden. Das mag einen oder zwei Tage lang gut funktionieren. Du wirst schnell merken, dass du Zeit gewinnst und innerlich ruhiger wirst. Doch schon am dritten Tag vergisst du, dein Smartphone lautlos zu stellen und schon geht das alte Spiel wieder los. Deshalb ist wichtig, dass du dich wirklich trainierst und dir selbst keine Ausnahme erlaubst. Gewohnheiten sind vor allem am Anfang deutlich stärker als neue Muster. **Die Ausnahme ist das Ende jeder Veränderung.**

Dein inneres Kind braucht Rituale

Wenn du Zeitdieben den Garaus machen willst, dann richte Rituale für dein inneres Kind ein. Täglich reichen schon 30 Minuten aus. In dieser Zeit kümmerst du dich um das innere Kind. Etwas anderes muss weichen. Darüber hinaus bekommt dein inneres Kind einen festen Termin pro Woche. Ihr seid gemeinsam kreativ oder erlaubt euch eine schöne Zeit, in der ihr merkt, wie wichtig ihr füreinander seid.

Mach dir zur Angewohnheit, die Verabredungen mit dem inneren Kind vor jede andere Verabredung zu stellen. Die Zeit, die du deinem inneren Kind widmest, sollte eine sichere Größe für das innere Kind sein. Gib ihm nicht das Gefühl, in deiner Prioritätenliste auf einem der hinteren Plätze zu stehen. Damit stellst du nämlich dich selbst hinten an und **du gehörst nach vorn in deinem Leben.**

1. Zeiträuber: Helferverhalten

Es muss ja nicht gleich das Helfersyndrom sein. Doch viele Menschen kümmern sich allzu gern um die Angelegenheiten von anderen. Dabei bleiben eigene Dinge, wie die Heilung des inneren Kindes, auf der Strecke. Wer gern die Sorgen anderer Menschen zu seinen eigenen macht ist vielleicht noch auf dem Weg, sich von seinen eigenen Verletzungen abzulenken. Oft wirkt der Verdrängungsprozess auch über eine

Kompensation. Da werden traurige Kinder getröstet, die einsame Nachbarin wird besucht und die hilflose Mutter bekommt jeden Tag einen stundenlangen Anruf.

Geh tief in dich und frage dich, ob du nicht auch Hilfe brauchen könntest. Gibst du anderen Menschen vielleicht das, was du und vor allem dein inneres Kind selbst dringend brauchen? Beantworte dir diese Frage ehrlich und aufrichtig. Die Antwort kann schmerzlich sein. Sie ist unter Umständen der Beginn der Heilung deines inneren Kindes.

2. Zeiträuber: Fehlendes Zeitmanagement

Du kommst von der Arbeit nach Hause und schaltest zuerst den Fernseher oder den Computer ein? Dann kann es passieren, dass du deinen Feierabend vertrödelst, weil du einfach erschöpft von der Arbeit bist? Ergreife die folgende Gegenmaßnahme:

Nimm dir nach Feierabend etwa 30 Minuten Zeit für eine Meditation, einen Spaziergang oder eine Entspannungsübung. Entscheide dich ganz bewusst dafür, deine freie Zeit so zu nutzen, dass du wirklich Erholung fühlst und Kraft schöpfen kannst. Vor dem Fernseher oder bei Facebook ist das nur scheinbar möglich.

3. Zeiträuber: Fehlende Hingabe

Ein Kind muss merken, dass es wichtig ist. Achtsamkeit ist eine Frage der Hingabe. Wenn du dein inneres Kind vernachlässigst, wird sein Schmerz größer. Dann dauert es schließlich länger, bis die Heilung einsetzen kann und abgeschlossen wird.

Gab es Momente, in denen du warten musstest, bis sie mit ihren Aufgaben fertig waren? Früher vertraten viele pauschal die Ansicht, dass ein Kind lernen müsse, zu warten. Das stimmt aber nur zum Teil. Ein Kind muss auch merken, dass es wichtig ist. Nur, wenn kein Zeitdruck herrscht, gibt es die nötige Ruhe, um dich deinem inneren Kind zuzuwenden. Achte darauf, dass dein Leben genug Auszeiten am Tag bietet. Es könnte sein, dass dein inneres Kind ein Bedürfnis äußern möchte.

Um das zu erreichen, solltest du auf einen gesunden Ausgleich zwischen verplanter Zeit und ungeplanter Zeit achten. 40 Prozent ungeplante Zeit ist optimal, aber kaum zu erreichen. Versuche, von den 16 Stunden, an denen du am Tag wach bist, mindestens 90 Minuten ungeplant zu lassen. Dieser Zeitraum ist für das innere Kind immer eine Einladung, sich bemerkbar zu machen.

Dein inneres Kind ist ein Meister der Zeitplanung

Wenn du eine neue Form der Zeitplanung erleben willst, dann geh mit deinem inneren Kind in einen Dialog. Frag es um Rat.

Welche Dinge müssen unbedingt jeden Tag sein? Was wollt ihr wirklich erleben? Was langweilt das innere Kind und was schätzt es als vollkommen unnötig ein?

Höre dem Kind in deiner Seele gut zu. In der Frage der Zeitplanung ist es meist weiser als ein Erwachsener. Ein Kind weiß, was wichtig ist, um ein glückliches Leben zu führen. Erwachsene haben das leider oft vergessen.

Zusammenfassung dieses Kapitels

Nähe wird aus Zeit gemacht. Entferne die Zeiträuber aus deinem Alltag und frage dein inneres Kind um Rat, wenn du deine Zeit neu ordnen willst. Die Zeit, die du deinem inneren Kind widmest, sollte regelmäßig stattfinden und störungsfrei verlaufen.

Teil II Praktische Übungen, die dem inneren Kind Heilung ermöglichen

Wenn du dich mit den einzelnen Zutaten für das Heilmittel für dein inneres Kind befasst hast, wird es ihm wahrscheinlich schon besser gehen. Jetzt ist besonders wichtig, dass du am Ball bleibst. Wenn du dich um das innere Kind bemühst, wird es zuerst argwöhnisch darauf reagieren. Irgendwann beginnt es, dir zu vertrauen. Dieses Vertrauen ist der erste Schritt für eine lebenslange stabile Bindung zwischen euch beiden. Solltest du den Kontakt wieder abreißen lassen, wie dir etwas dazwischenkommt, wird das innere Kind sich erneut verletzt fühlen. Es wird immer schwerer werden, es zu heilen. Arbeite also konsequent mit dem inneren Kind.

Stell dir vor, es wäre ein etwa vierjähriges Kind, für das du die Verantwortung zu tragen hast. Du solltest also mindestens einmal in der Woche eine hochwertige Zeit mit ihm verbringen. Nimm dir dafür bereits jetzt einen festen Termin, der nicht zu verschieben und schon gar nicht abzusagen ist.

Viele Menschen wählen den Samstagvormittag oder den Sonntagabend dafür. Hier kann im Job nichts stören, Partys finden zu diesen Zeiten selten statt und die Behörden sind geschlossen.

Die Kraft, die du aus deiner Zeit mit dem inneren Kind nimmst, ist gleichzeitig eine gute Vorbereitung auf die neue Woche. Die folgenden Anregungen sind geeignet, um das innere Kind in dir lebendig zu halten.

1. Erinnere dich an deine eigene Kindheit. Was waren deine liebsten Beschäftigungen? Mache eine Liste mit den schönsten Erinnerungen. Toben, Springen, Tanzen oder Singen sind Beschäftigungen, die jedes Kind mag. Was hast du als Kind gemacht, wenn du dich frei und unbekümmert gefühlt hast? Du kannst es jetzt mit deinem inneren Kind gemeinsam machen. Wenn es dir peinlich ist, auf einen Baum zu klettern, geh in einen Kletterwald oder besuche eine Kletterwand. Wenn du nicht gern durch deine Wohnung hüpfen magst, weil es dir unangenehm ist, dann kauf dir ein Trampolin. Den Bewegungsdrang deiner Kindheit kannst du wieder wecken, wenn du dich nur ein klein wenig darum bemühst. Das ist nicht nur für dein inneres Kind eine Wohltat. Auch deine eigene Fitness steigt dadurch.

2. Viele Menschen hatten in der Kindheit eine Lieblingsspeise, die sie als Erwachsene vergessen haben. Oft waren es Gerichte wie Milchreis, warmer Pudding oder Eierkuchen mit Zimt und Zucker. Der Duft erinnert an Kindheit. Er verströmt eine Ahnung von der heilen Welt, nach der sich die meisten auch später noch sehnen. Bekoche dich und dein inneres Kind einmal kindgerecht. Nimm dir mindestens zwei Stunden Zeit. Zuerst geht ihr gemeinsam einkaufen. Dann kocht ihr zwei in aller Ruhe und Gemütlichkeit.

Anschließend deckt ihr den Tisch genau so, wie es deinem inneren Kind gefällt. Bunte Schokolinsen und kleine Weingummitiere sind eine großartige Deko für euren Tisch. Anschließend wird gegessen, so viel ihr könnt. Wenn noch Zeit übrig ist, könnt ihr euch einen Film ansehen, den du als Kind geliebt hast.

3. Erinnere dich an Fasching oder Karneval in deiner Kindheit. Welches Kostüm hat dir besonders viel Freude bereitet? Du kannst dein Lieblingskostüm als Verkleidung für den nächsten Karneval nutzen. Gib dir besonders viel Mühe und putze dich mit Hilfe deines inneren Kindes richtig heraus. Dann geht ihr gemeinsam Karneval feiern. Selbstverständlich sammelt ihr ordentlich viele Kamelle und freut euch zuhause über eure Beute.

4. Besuche ein Spielwarengeschäft. Was war dein liebstes Spielzeug in deiner Kindheit? War es eine Puppenküche, eine Eisenbahn oder ein Stofftier? Schenke deinem inneren Kind und dir ein Spielzeug, dass du dir als Kind gewünscht, aber nicht bekommen hast. Oder kauf dir ein Spielzeug, dass du einmal hattest, das dir aber verloren gegangen ist.

5. Erstelle eine Collage, die dein inneres Kind widerspiegelt. Kauf dir dazu Illustrierte aus den verschiedensten Themenbereichen. Dan suchst du Wörter und Bilder aus, die du mit deinem inneren Kind verbindest. Diese Collage darf bunt und wild werden. Hänge sie in einem hübschen Rahmen in deiner Wohnung auf. Dein inneres Kind braucht Platz und Beachtung, wenn es sich bei dir wohl fühlen soll.

6. Lass dein Kind ein Tagebuch führen. Setze dich am Ende eines Tages mit einer Tasse Tee und dem inneren Kind auf deinem Schoß gemütlich hin und schreibe auf, was das Kind dir zu diesem Tag diktiert. So erhältst du immer zeitnah ein Feedback darüber, wie sich dein inneres Kind fühlt. Das Tagebuch solltest du mit deinem inneren Kind zusammen aussuchen. Besorge dir auch bunte Stifte, mit denen du die einzelnen Seiten verzieren kannst. Kinder lieben übrigens Sticker. Der Handel hält zahlreiche Sticker von Blumen bis Smileys bereit. Gönne dir ruhig ein paar, mit denen du das Tagebuch verschönern kannst.

7. Sei albern und spiele mit deinem inneren Kind das „Gegenteilspiel". Kinder können herzlich lachen, wenn etwas ganz anders ist, als sie es gewöhnt sind. Beim Essen nicht zu kleckern ist normal. Klecker doch mal absichtlich. Wann hast du zum letzten Mal mit den Fingern gegessen? Die Sachen sind fleckenfrei, wenn du aus dem Haus gehst? Mal doch mal einen dicken Klecks auf eine Bluse und trau dich damit nach draußen. Du kannst mit deinem inneren Kind um die Wette kichern, wenn du die Blicke der Passanten siehst. Geh barfuß spazieren, schlafe neben dem Bett oder was auch immer dir einfällt. Mach regelmäßig etwas, was dir als verrückt erscheint. Dein inneres Kind wird dich dafür lieben.

8. Besorg dir Material, dass du zuhause aufbewahren kannst. Wenn du Lust hast, solltest du einfach Malstifte, Papier, Knete oder ähnliches zur Verfügung haben. Murmeln, Springseile und Seifenblasen gehören ebenfalls zu den Dingen, die du für dein inneres Kind zur Verfügung haben solltest.

9. Spiel Verkleiden. Für Kinder ist es sehr wichtig, verschiedene Rollen auszuprobieren. Vielleicht wolltest du früher eine Prinzessin werden oder ein Rennfahrer. Diese Träume kannst du dir

erfüllen. Unter Umständen solltest du in eine andere Stadt fahren, wenn du in deine neue Rolle schlüpfst. Lege den Alltag ab und spiele, du wärst eine ganz andere Person.

10. Träume mit deinem inneren Kind. Stell dir vor, du sitzt mit deinem inneren Kind auf einer Wolke. Ihr schwebt über die Stadt, in der du lebst. Erzählt euch gegenseitig, wohin eure reise geht. Fliegt ihr nach Kanada? Oder vielleicht in den Orient? Lass die Wolke landen, wo du willst. Dann steigst du mit deinem inneren Kind an der Hand von der Wolke und erkundest die Gegend, in der ihr euch jetzt befindet. Kauft ruhig etwas ein oder geht essen. Precht mit den Einheimischen. Träumt gemeinsam und gebt euch gegenseitig Impulse. Wenn ihr zurück nach Hause wollt, nehmt ihr ein anderes Gefährt. Wie wäre es mit einer Pferdekutsche. Vielleicht wollt ihr auch ein Kamel reiten oder einen Rennwagen benutzen. Eurer Fantasie sind keine Grenzen gesetzt.

11. Such dir einen schönen imaginären Lieblingsplatz, den du auf einer Fantasie Reise erreichen kannst. Dort lebt dein inneres Kind. Bau ihm in Gedanken eine Höhle, ein Zelt oder ein Baumhaus. Nimm dir Malsachen und male

diesen Lieblingsplatz. Wenn du erschöpft von der Arbeit nach Hause kommst, kannst du zuerst diesen Platz aufsuchen und dich bei deinem inneren Kind mit neuer Energie versorgen.

12. Mach einfach mal gar nichts, wenn du dein inneres Kind auf deinem Schoß hast. Vielleicht kannst du sanfte und leise Musik im Hintergrund hören, doch auch das muss nicht sein. Du kannst in einem Park auf einer Bank sitzen und dir vorstellen, dein inneres Kind sei auf deinem Schoß eingeschlafen. Du hörst seine Atemzüge. Du fühlst seine Wärme. Es wird in deinem Arm ein wenig schwer, aber du genießt seine Ausstrahlung. Schon fünf Minuten, in denen du nichts tust, außer das innere Kind zu genießen, sind eine sehr schöne Ruhepause für dich.

Schlusswort

Liebe Leserin, werter Leser, vielen Dank, dass du dieses Buch gelesen hast. Nimm dir immer wieder ein Kapitel vor, wenn die Heilung deines inneren Kindes nicht voran geht. Es braucht seine Zeit, aber es ist möglich.

Printed in Poland
by Amazon Fulfillment
Poland Sp. z o.o., Wrocław

74750750R00035